NOUVEAUX

APPAREILS EN ZINC LAMINÉ

POUR LES MEMBRES INFÉRIEURS

PAR

Le Dr RAOULT-DESLONGCHAMPS

Médecin principal de 2e classe.

PARIS

LIBRAIRIE DE LA MÉDECINE, DE LA CHIRURGIE ET DE LA PHARMACIE MILITAIRES

VICTOR ROZIER, ÉDITEUR,

75, RUE DE VAUGIRARD, 75,

Près la rue de Rennes.

1873

Imprimerie de J. DUMAINE, rue Christine, 2.

NOUVEAUX
APPAREILS EN ZINC LAMINÉ

POUR LES MEMBRES INFÉRIEURS

Le tome XXVIII du *Recueil des mémoires de médecine, de chirurgie et de pharmacie militaires*, contient un travail de mon ami, M. le Dr Cuignet, intitulé : *Effets consécutifs des blessures par armes de guerre*, qui apporte une nouvelle confirmation à la supériorité de la méthode conservatrice dans les fractures de cuisse par coups de feu. Il a pu, en effet, observer 21 cas de ces fractures suivies de guérison, mais il déplore d'avoir eu à constater dans toutes, de la déformation et un raccourcissement toujours assez considérable du membre. « Aucun, dit-il, des moyens qui sont « connus et employés n'ont, dans nos 21 cas, réussi à main- « tenir au membre sa longueur et sa forme : ni les ban- « dages roulés, ni les gouttières, ni les appareils plâtrés, « amidonnés et cartonnés, ni le plan incliné n'ont empêché « le chevauchement, l'usure et la résorption des extrémités, « l'angle et la saillie des fragments. Il faut absolument « chercher quelque chose de mieux. Je crois que cela est « possible et que l'on arrivera à utiliser l'hyperplasie osseuse « dont le foyer et les bouts de fracture sont le siége, au profit « des dimensions de l'os en longueur. Je crois aussi que

« l'on finira par trouver un appareil réalisant et maintenant
« la contention, l'extension et la contre-extension, par con-
« séquent aussi la coaptation permanente et la confor-
« mation régulière du membre. »

Je n'ai point la prétention d'avoir réalisé absolument le
desideratum de mon collègue, mais j'ai la conviction que
les appareils en zinc laminé que j'emploie sont tout à fait
propres à remplir les conditions de contention des fragments
fracturés, qu'il réclame comme indispensables, et je crois
utile de les faire connaître aux médecins de l'armée.

La première idée de ces appareils a été puisée par moi
dans des dessins du Dr Cambray, médecin de l'hôpital civil
de Cambrai, grand-père paternel de ma femme, chirurgien
militaire sous le premier Empire, démissionnaire après
Waterloo, et décédé en 1859. J'ai fabriqué et employé la
première fois l'appareil pour les fractures de jambe, en 1866,
à l'hôpital militaire de Lille, où j'étais alors employé. Il
m'a semblé si excellent que j'y ai toujours eu recours
depuis, quand j'en ai trouvé l'occasion. C'est seulement
l'année dernière que j'ai imaginé l'appareil pour la cuisse.

1° *Appareils pour les fractures de jambe.* — Le dessin
suivant, établi à l'échelle de 1/10, donne la forme première
et les dimensions de cet appareil.

D'après ce modèle, il est facile d'en tailler un autre de
grandeur normale, c'est-à-dire dix fois plus grand, en
papier un peu fort, que l'on reporte sur une feuille de zinc
laminé du n° 11 ou 12, et dont on délimite les contours
avec un poinçon. Puis on découpe le zinc avec de forts

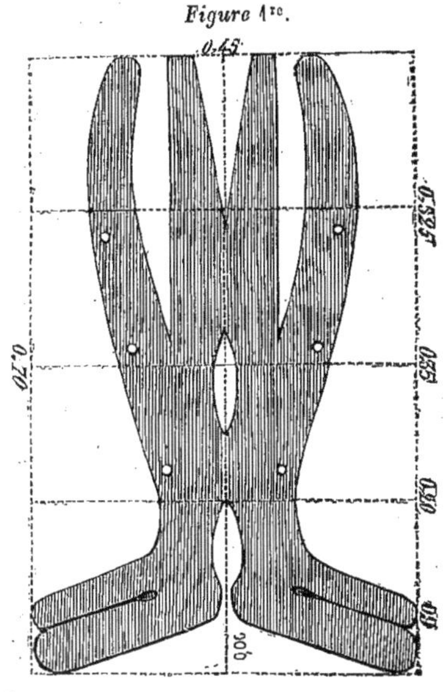

Figure 1re.

ciseaux ou mieux avec une petite cisaille. L'appareil ainsi obtenu, on en rabat les bords et les angles tranchants avec un marteau et on lui donne facilement la forme représentée ci-dessous (*fig.* 2).

Telle est la forme type de l'appareil pouvant convenir à toutes les fractures de jambe simples, quel que soit leur siége, aussi bien à celles de droite qu'à celles de gauche et à toutes les tailles d'adultes. Pour les fractures compliquées de plaies que l'on veut laisser à découvert, rien de plus facile que de le modifier suivant les indications. Un peu plus ou un peu moins de largeur donnée aux valves, une échancrure pratiquée avec des ciseaux, une courbure plus ou moins prononcée imprimée au zinc suffiront. Je ne puis m'étendre sur ces détails dont l'application se présentera d'elle-même au chirurgien pour chaque cas particulier.

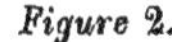

Figure 2.

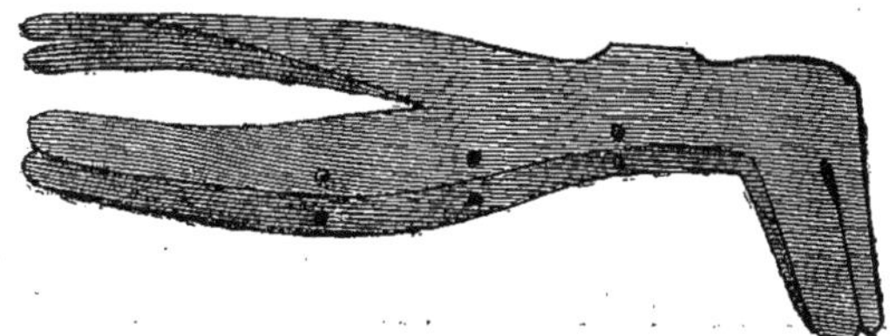

Quoique cet appareil représente assez bien la forme de la jambe, on s'exposerait à des vides et à des compressions locales avec tous les accidents qu'elles amènent à leur suite en l'appliquant à nu sur le membre fracturé. Pour y obvier, le docteur Cambray avait imaginé un petit matelas de crin, piqué à points assez serrés, présentant la même forme et les mêmes dimensions que l'appareil auquel il était fixé au moyen de points de couture. Ce dernier présentait sur ses bords une série de petits trous destinés au passage de l'aiguille. Ce petit matelas avait l'inconvénient d'avoir partout la même épaisseur, de ne pas se mouler exactement sur le membre et de ne pouvoir être que difficilement changé lorsqu'il était sali. Je l'ai remplacé très-avantageusement, je crois, par une couche de ouate de coton, à laquelle je donne partiellement plus ou moins d'épaisseur suivant les indications et qu'il est toujours aisé de renouveler, quand elle est salie ou trop tassée.

Voici maintenant la manière d'appliquer l'appareil :

Le blessé couché sur son lit, la fracture constatée, la position, la direction des fragments examinées, le membre, convenablement nettoyé, peut être placé *à nu* dans l'appareil muni de sa couche de ouate, après avoir constaté par des tractions convenables la possibilité de la réduction et de l'aboutement des fragments. On est même quelquefois obligé d'agir ainsi dans certains cas de fracture avec plaies étendues, pertes de substance, complication d'érisypèle simple ou phlegmoneux, d'abcès, etc., qui doivent toujours rester sous l'œil du chirurgien. Dans les fractures simples, l'expérience m'a appris qu'il était très-avantageux d'appliquer préalablement un bandage de Scultet.

Bien que je l'aie vue appliquée par mes maîtres et recommandée par des chirurgiens très-distingués, j'ai toujours considéré comme peu avantageuse la pratique consistant à n'appliquer aucun bandage à une jambe récemment fracturée, à la laisser libre, couchée sur de grosses éponges mouillées ou sur un drap replié en gouttière, le pied à peine soutenu par des bouts de bandes, reliées à un cerceau mobile, sous prétexte d'attendre, avant de poser un appareil, que les accidents inflammatoires aient disparu et d'éviter ainsi les suites redoutables de la compression, les ulcérations de la peau, les abcès, la gangrène, etc.

Cette manière de faire me paraît aller contre le but qu'elle se propose d'atteindre. En effet, sous l'influence de l'épanchement sanguin qui se produit là comme dans tous les autres traumatismes et du gonflement du tissu cellulaire consécutif que rien, sauf quelques affusions d'eau froide, ne combat, le membre devient rouge, dur et énormément gonflé. Les fragments non contenus, entraînés par le poids du pied, la contractilité musculaire, les mouvements involontaires du blessé pendant la veille et surtout pendant le sommeil, se déplacent, chevauchent même, en pénétrant, en déchirant les tissus, apportant ainsi d'une manière incessante une nouvelle cause d'irritation et de souffrance. Le blessé condamné à l'immobilité la plus complète, dans le décubitus dorsal, sous peine de voir augmenter ses douleurs, devient inquiet et peu confiant dans sa guérison. La résolution se fait lentement et ne se produit quelquefois qu'avec accompagnement d'abcès, et quand vers le quinzième jour, tout s'étant le mieux passé, on veut appliquer un bandage contentif, les fragments ne se laissent que difficilement aboutir, d'où consolidation lente et cal difforme avec toutes ses conséquences.

Avec une contention convenable et appliquée de suite, pour maintenir en place les fragments bien réduits et une compression légère, bien méthodique, la douleur diminue, le gonflement inflammatoire reste borné, la résolution s'opère dans cinq ou six jours. Les abcès ne s'observent presque jamais. J'ai toujours reconnu la vérité de ces paroles que j'ai entendu prononcer par Seutin, ce grand guérisseur de fractures : « Le meilleur antiphlogistique pour un membre « fracturé, c'est une compression bien faite. »

Je commence donc par appliquer sur la jambe fracturée un bandage de Scultet ordinaire, pendant que des aides maintiennent l'extension et la contre-extension. J'ai soin, en posant les bandelettes, de graduer la compression de manière que, forte au pied et à la jambe au-dessous du point fracturé, elle aille en diminuant vers la racine du membre. Cette manœuvre de graduation est assez délicate. Aussi, pour peu que l'épanchement sanguin et le gonflement soient considérables, les fragments difficiles à maintenir, le membre menacé d'inflammation, j'enveloppe d'abord la jambe d'une couche de ouate sur laquelle j'applique les bandelettes. Cette ouate par son élasticité atténue le danger d'une compression trop forte ou irrégulière.

Je conseille aux chirurgiens peu sûrs de la légèreté de leur main, de l'employer. Pour moi, je n'y ai que rarement recours, l'application directe des bandelettes maintenant mieux en place les fragments.

Le membre fracturé est ensuite placé dans l'appareil en zinc, préalablement garni d'une couche de ouate convenable. Le pied, recouvert d'un morceau de ouate, est solidement fixé à la partie verticale de l'appareil, au moyen de tours de bande qui se croisent sur son dos en étrier. J'examine alors si l'appareil embrasse bien partout la jambe. Avec quelques pressions du pouce, j'arrive aisément à lui donner la forme voulue et à le mouler en quelque sorte sur elle. Puis, je fais exercer par l'aide une traction sur le bas de l'appareil rendu solidaire du pied et partant du fragment inférieur, tandis que la contre-extension est faite par un autre aide. Quand la coaptation des fragments est aussi exacte que possible, je fixe le haut de l'appareil sur le fragment supérieur au moyen de nouveaux tours de bande appliqués au-dessous, au-dessus et sur le genou, préalablement garni d'une épaisse couche de ouate doublée d'une compresse repliée sur elle-même. J'obtiens ainsi, d'une manière solide, la contention des fragments dans la position que l'extension et la contre-extension leur ont donnée, avec d'autant plus d'efficacité, que la pression nécessaire pour la produire se trouve répartie sur tout l'appareil dans lequel la jambe est emboîtée. Les fragments sont rendus solidaires de l'enveloppe en zinc; ils ne peuvent chevaucher ni même dévier. Pour que cela fût possible, il faudrait que celle-ci s'infléchît. Pour l'en empêcher, j'ai imaginé de la lacer sur le membre au moyen d'un large cordon de fil passé dans les trois trous que j'ai fait pratiquer sur le bord de

chaque valve de l'appareil. On peut obtenir le même résultat avec un ou deux lacs ordinaires à boucle, ou mieux encore avec un simple bandage roulé. Il est bien entendu que
partout où les liens exercent une pression, une petite couche
de ouate doit être interposée.

Si, malgré le maintien de l'extension et de la contre-
extension ainsi obtenu, la fracture étant très-oblique, un
des fragments tend à dévier, un petit tampon de ouate appliqué entre lui et l'appareil suffira pour le maintenir.

Le dessin qui suit montre la jambe contenue dans l'appareil.

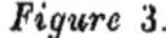

Figure 3.

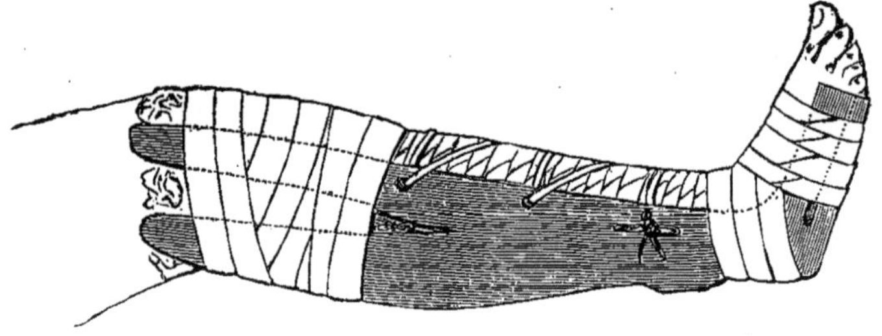

L'appareil ainsi appliqué, la jambe fracturée se trouve
partout également comprimée et solidement immobilisée, y
compris l'articulation du genou. Ils font pour ainsi dire
corps ensemble. Aussi, on peut soulever le membre, le por-
ter à droite et à gauche, lui imprimer des mouvements de
rotation, sans causer ni déplacement ni douleur. Tout se
passe dans l'articulation de la hanche. Le blessé voit rapidement diminuer ou même cesser la souffrance. Il est plein
de confiance ; il sent son membre solide, il peut même le
soulever. Il peut prendre dans son lit la position qui lui con-

vient le mieux, s'incliner et même se coucher sur le côté. Les divers soins de propreté, le changement de linge et même de lit, les évacuations, ne sont plus redoutés. Ils s'exécutent avec la plus grande facilité et sans douleur. Les tables en bois sous le matelas, les coussins pour supporter et caler le membre, les cerceaux peuvent être supprimés sans inconvénient.

La nécessité de conserver la position horizontale, d'éviter les mouvements et de garder le lit pendant de nombreuses semaines, constitue un véritable supplice pour les malheureux atteints de fractures des membres inférieurs, sans parler des accidents quelquefois sérieux (dyspepsie, anémie, escarres au sacrum, etc.) que l'inaction, le manque de grand air et le décubitus dorsal prolongé, peuvent amener à leur suite. Mon appareil me permet d'éviter au blessé tous ces inconvénients. Dès le lendemain de son application, ou au moins dès que le blessé le désire, je le fais asseoir sur un fauteuil ordinaire, dit *voltaire*, muni de roulettes et auquel j'ai imaginé de faire adapter un système très-simple de suspension pour le membre fracturé. Je dois dire, cependant, que j'ai vu employer, en 1848, un procédé à peu près analogue, par M. Majesté, alors chirurgien-major de l'École de cavalerie de Saumur, sous les ordres duquel je servais comme chirurgien sous-aide. Mais il n'en tirait que peu d'avantage, faute d'appareil contenant bien les fragments.

Voici la disposition de cet appareil de suspension :

Figure 4.

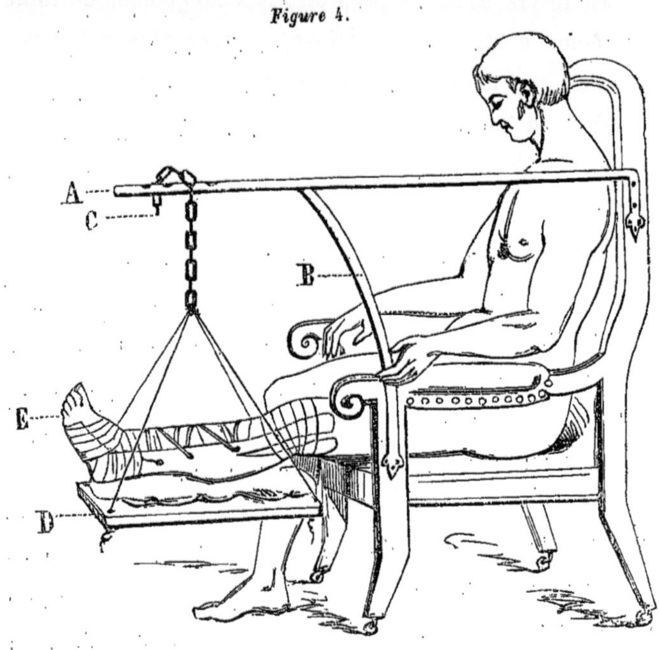

A. Tige de fer, munie de crans, fixée au dossier du fauteuil au moyen de vis ;
B. Seconde tige de fer, également fixée par des vis au bras et à la jambe du fauteuil, servant à soutenir et à consolider la tige A ;
C. Anneaux métalliques servant à accrocher la planchette D à la hauteur convenable La planchette est reliée à la chaîne en fer par quatre cordes ;
E. Membre inférieur droit dans l'appareil en zinc, reposant sur la planchette suspendue D, munie dans ee but d'un petit coussin rempli de balle d'avoine.

Le blessé, assis dans son fauteuil, peut imprimer tous les mouvements qu'il veut à son membre immobilisé dans l'appareil en zinc et reposant sur la planchette suspendue, sans craindre de déranger les fragments. Il peut lire, écrire, jouer, faire rouler le fauteuil lui-même ou avec l'aide d'un de ses camarades, circuler dans la salle, les cours et les jardins. Il apprend bien vite à se lever sans aide de son lit, à s'asseoir dans le fauteuil, à placer sa jambe sur la planchette et à se recoucher. Bref, il n'est pas plus condamné à l'immuable décubitus dorsal et à l'air impur des salles d'hôpital, causes de tant de souffrances et d'accidents, que s'il était atteint d'une simple fracture du membre supérieur.

Du 12ᵉ au 15ᵉ jour, on peut laisser le blessé se servir de béquilles, mais sans poser le membre fracturé sur le sol. Il est même prudent de lui en faire la recommandation expresse, car j'en ai vu un qui, tant était grande sa coufiance dans la solidité de son appareil, dès le 12ᵉ jour, appuyait si fortement son pied infirme sur le sol, que l'appareil en fut faussé. Il n'en résulta du reste aucun mal, parce que sa manœuvre fut interrompue à temps.

Vers le vingt-cinquième jour, la consolidation étant déjà avancée, je replie les valves libres de l'appareil au-dessous du genou, pour rendre l'articulation fémoro-tibiale libre de se mouvoir et éviter ainsi la roideur qui persiste quelquefois longtemps après la guérison de la fracture.

Au trentième jour, le blessé, toujours soutenu par ses béquilles, peut sans inconvénient appuyer son pied sur le sol en marchant. L'élasticité du zinc permet de légers mouvements de l'articulation tibio-tarsienne, bien propres à en prévenir, sinon l'ankylose, du moins la roideur, qui est toujours à redouter. Sous l'influence de la marche, qui devient de jour en jour plus assurée, le zinc s'infléchit peu à peu et finit par se rompre, en formant une espèce de charnière qui laisse, bien que les fragments restent maintenus en place, une grande facilité aux mouvements du pied.

L'appareil n'est définitivement enlevé que le cinquantième jour. Le membre est bien moins atrophié et anémié que s'il avait été condamné à l'immobilité absolue et le blessé contraint à un décubitus prolongé. Les articulations fémoro-tibiale et tibio-tarsienne ont conservé ou repris presque toute l'étendue de leurs mouvements normaux, et la consolidation est assez confirmée pour permettre la marche avec un béquillon, qui lui-même devient bientôt inutile.

Le membre fracturé, légèrement comprimé par le bandage de Scultet appliqué méthodiquement comme je l'ai indiqué, est si exactement maintenu et immobilisé dans l'appareil en zinc doublé de sa couche de ouate, que les fragments ne peuvent se déplacer. Cette cause principale d'irritation a disparu, et le blessé éprouve un grand bien-être relatif. La douleur au talon, résultat du poids de la jambe et de la pression, si fréquente, si pénible et si difficile à éviter ou à supprimer, n'apparaît jamais, grâce à la fenêtre dont l'appareil est percé. Tout dernièrement un officier que j'ai soigné m'a assuré n'avoir ressenti aucun instant de douleur pendant tout le temps que sa jambe fracturée a mis à guérir. Ainsi l'appareil placé, le chirurgien n'a pour ainsi dire plus rien à faire. Son rôle se borne à exercer une légère surveillance, à resserrer les liens, à interposer un peu de ouate aux endroits où la pression cause de la gêne, etc. Le membre reste exposé à ses regards, dont il n'est séparé que par la couche peu épaisse des bandelettes de Scultet. La moindre tendance des fragments à se déplacer saute aux yeux et est de suite corrigée au moyen de petits tampons de ouate qui les refoulent et les maintiennent dans la position recherchée.

A la rigueur, l'appareil pourrait être laissé en place jusqu'à parfaite consolidation, en se bornant aux petits soins ci-dessus indiqués. Cependant j'ai l'habitude de le lever vers le dixième jour, pour examiner la jambe à nu, constater la bonne position des fragments et réappliquer le bandage de Scultet, qui est devenu lâche par suite de la disparition du gonflement inflammatoire et de l'amaigrissement consécutif du membre. Bien entendu que si la compression est un peu trop forte, que si le blessé souffre, je le lève de suite pour découvrir la cause du mal et y remédier. Du reste le lever et l'application de l'appareil sont aussi faciles qu'exécutés rapidement. Vers le trentième jour, je le lève encore, pour voir si les fragments sont toujours en bon rapport et si le cal se forme convenablement.

Telle est ma manière de procéder dans tous les cas de fracture simple de la jambe. En l'employant, je n'ai jamais eu à constater d'accidents qu'on puisse lui attribuer. Toujours j'ai obtenu des résultats aussi beaux qu'on soit en droit de le souhaiter.

Pour les fractures compliquées, celles avec plaies, notamment celles par coups de feu, je dois avouer que je n'ai que rarement eu l'occasion d'employer mon appareil. Après les batailles de Reischoffen, de Sedan, après toutes les batailles et combats de l'armée de la Loire où j'ai assisté comme chef d'ambulance, combien j'ai regretté de ne pas l'avoir à ma disposition au lieu de ces bandages primitifs à attelles en bois, de ces gouttières informes en fil de fer dont sont munis nos caissons ! — d'autant plus que les nécessités de la lutte et d'une retraite précipitée nous forçaient à évacuer presque immédiatement nos blessés, les fracturés comme les autres, sur de mauvaises charrettes de réquisition à peine garnies de paille et toujours en nombre insuffisant! C'est surtout dans ces tristes circonstances et pour ces fractures compliquées que l'appareil est appelé à rendre le plus de services, car à la rigueur, dans un hôpital, avec de l'attention et des soins convenables, on peut traiter avec succès les fractures simples en se servant des bandages ordinaires.

Avec lui, on sera toujours certain de remplir parfaitement l'indication capitale, savoir l'immobilisation des fragments, et on pourra obéir à toutes les autres que je ne puis indiquer ici et que le chirurgien saura bien reconnaître dans chaque cas particulier.

Dans les fractures avec plaie, j'emploie encore le bandage de Scultet, en laissant la plaie à découvert et en ayant soin d'appliquer sur ses bords des bandes de diachylum que je replie sur l'appareil en zinc préalablement entaillé à l'endroit convenable. Je badigeonne ensuite avec du collodion riciné. La plaie reste ainsi à découvert, le pus s'écoule librement au dehors, sans pouvoir pénétrer et salir le bandage. Le pansement indépendant n'est plus que celui d'une plaie simple ordinaire et peut être renouvelé sans que l'appareil ait besoin d'être déplacé. Si l'on juge utile l'irrigation continue, elle peut être mise en usage, les fenêtres de l'appareil permettant le libre écoulement de l'eau.

Fractures de cuisse. — Pour ces fractures, le docteur Cambray avait imaginé un appareil en zinc laminé qui enveloppait le genou, la cuisse et une partie de la hanche, en laissant la jambe libre. Il posait ensuite le membre, le genou légèrement fléchi, sur un double plan incliné formé par des coussins ou des draps repliés. Cet appareil, que je n'ai vu qu'en dessin, m'a paru peu apte à maintenir l'extension et la contre-extension une fois opérées, à contenir les fragments dans un bon rapport et avoir l'inconvénient de ne pas immobiliser tout le membre, condition indispensable pour le transport des blessés: aussi ne l'ai-je jamais essayé. Je me suis contenté d'en fabriquer un qui sera déposé au musée du Val-de-Grâce. Je dois cependant convenir que sa vue a éveillé chez moi l'idée d'en faire un nouveau, emboîtant tout le membre, que je considère comme très-commode et très-avantageux.

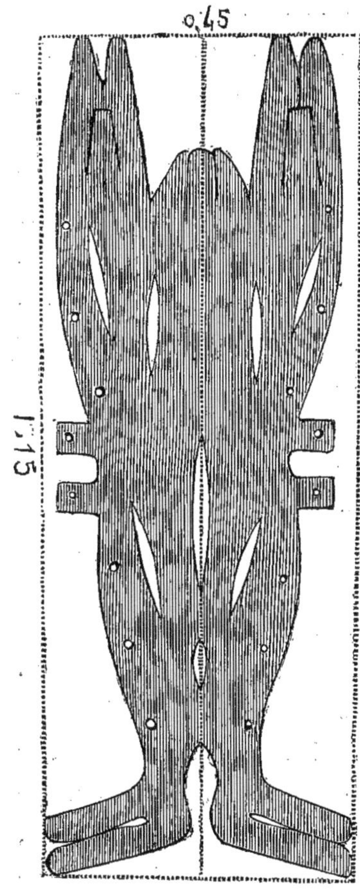

Figure 5.

Pour le faire, je prends une feuille de zinc n° 12

ou 13, un peu plus résistante que celle que j'emploie pour l'appareil de la jambe, laquelle est du n° 11 ou 12, que je taille d'après le dessin précédant, qui est la réduction au 10ᵉ (*fig.* 5).

L'appareil découpé, on rabat les angles tranchants et on lui donne la forme ci-dessous représentée.

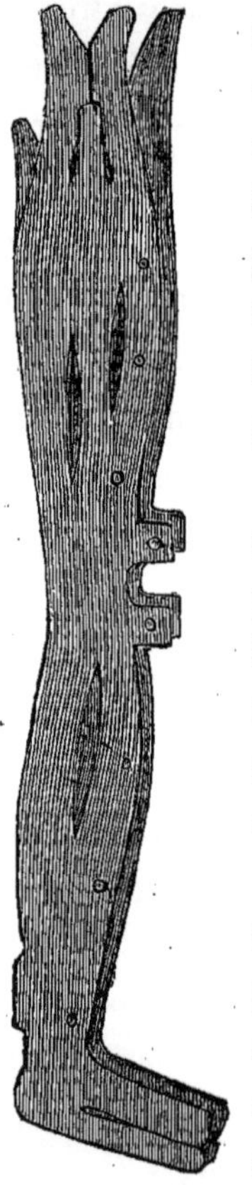

Figure 6.

Cet appareil, comme celui destiné aux fractures de jambe, a l'avantage de pouvoir convenir à toutes les fractures de cuisse, quel que soit leur siége, aussi bien à celles du côté droit qu'à celles du côté gauche et à la rigueur à toutes les tailles. Cependant, pour les tailles exceptionnelles, il serait bon d'en avoir de dimension un peu plus grande ou un peu plus petite.

Il convient admirablement aux *fractures de la rotule*. Il maintient en effet parfaitement le membre immobilisé dans l'extension, et les petites valves dont il est muni de chaque côté vers sa partie moyenne circonscrivent si bien la rotule que les fragments ne peuvent se déranger.

Avant de l'appliquer, l'extension et la contre-extension faites et maintenues, je pose sur le membre fracturé un bandage de Scultet depuis le pied jusqu'à l'aine, dans le but et avec les précautions indiqués pour la jambe. Cela fait, je mesure bien soigneusement le membre, pour arriver à replier sur elle-même, à la hauteur convenable, la valve interne de l'appareil, de manière que la base arrondie de ce repli vienne s'appliquer exactement au périnée. La partie moyenne de la valve externe est aussi repliée en forme de crochet. Le membre est ensuite déposé dans l'appareil muni d'une bonne couche de ouate, surtout à sa partie supérieure, qui doit prendre son point d'appui sur l'arcade sous-pubienne.

L'appareil est d'abord fixé en haut par des tours de bande en 8 de chiffre qui embrassent la cuisse et le bassin, en s'entre-croisant au-dessus de la petite lame en zinc recourbée dont le talon saillant les empêche de glisser. D'autres tours de bande circonscrivent obliquement le grand trochanter et la crête iliaque du côté opposé et sont maintenus par le crochet; on termine par les tours horizontaux autour du bassin qui fixent les deux autres divisions de la valve externe. L'appareil se trouve ainsi parfaitement fixé sur la hanche et la partie supérieure du membre, et l'articulation coxo-femorale est immobilisée.

Des tractions sont alors exercées sur le pied, qui est à son tour bien fixé à la partie correspondante de l'appareil par des tours de bande en étrier.

Les vides qui existent entre le membre et l'appareil sont ensuite comblés avec de la ouate, et ce dernier est lacé au moyen de cordons de fil passant par les trous dont l'appareil est percé sur ses bords. On peut, au lieu de ces cordons, employer des lacs à boucle ou mieux encore un bandage roulé qui donnera plus de solidité.

Il est évident que, comme pour la jambe, on peut se dis-

penser de l'application préalable [du bandage de Scultet.
Le dessin suivant montrera mieux que toute description

Figure 7.

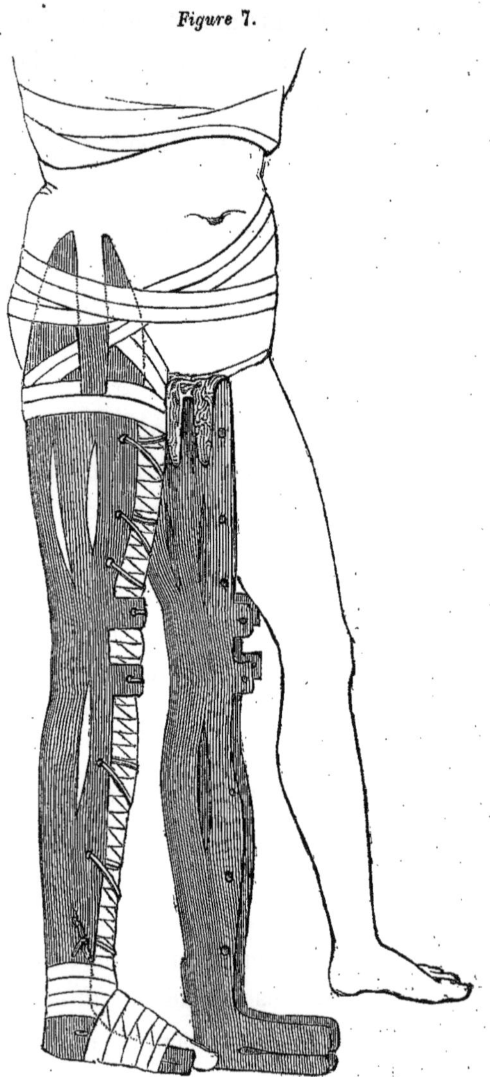

la mode d'application de l'appareil et la manière dont le membre est maintenu (*fig.* 7).

L'articulation coxo-fémorale se trouve assez bien immobilisée. Mais dans les fractures du fémur au 1/3 supérieur ou de son col, la tendance des fragments à se déplacer est quelquefois telle que l'on est porté à chercher le moyen d'immobiliser tout le bassin, comme on a la prétention de le faire avec la gouttière de Bonnet. On pourra obtenir ce résultat en donnant à la valve externe de l'appareil des dimensions et une forme qui lui permettent d'embrasser toute la hanche et une aussi grande partie que l'on voudra du bassin en avant et en arrière, ou plus simplement en *soudant* sur l'appareil ordinaire une bande circulaire de zinc qui enveloppe le bassin ou une pièce complémentaire de zinc de toute autre forme que l'on jugera la plus propre à remplir l'indication.

Si l'on veut empêcher les mouvements de rotation du membre, on pourra, en taillant l'appareil dans la feuille de zinc, ménager au-dessous du talon, deux petites lames auxquelles on donnera une disposition horizontale, et destinées à reposer sur un coussin ou sur le lit. Une seule lame de zinc soudée transversalement sur l'appareil ordinaire à la hauteur du talon atteindra également bien ce but.

Les détails dans lesquels je suis entré à propos de l'appareil de la jambe, sur les époques convenables de le lever, sur la surveillance de la position des fragments, sur le resserrement des liens relâchés, sur la conduite à tenir dans les cas de plaie ou d'autres complications, etc., s'appliquent aussi à celui de la cuisse. Je crois inutile d'y revenir. Il me suffira de dire que l'appareil ne doit pas être levé définitivement avant le soixantième jour, et que l'utilité de laisser immobile l'articulation coxo-fémorale rend le décubitus dorsal indispensable, jusqu'à ce que la consolidation déjà avancée ne laisse plus de crainte de déplacement dans les fragments. C'est seulement vers le trente-cinquième jour qu'il sera prudent de mettre le blessé dans le fauteuil à suspension. Pour cela faire, on repliera la valve externe de l'appareil à la hauteur du grand trochanter, pour rendre libre l'articulation de la hanche et permettre à la cuisse de se fléchir sur le bassin. Dès le vingtième jour, on pourra permettre la déambulation avec les béquilles; mais avant le quarante-cinquième jour le pied ne devra pas appuyer sur le sol.

En résumé, ces appareils sont légers, résistants, faciles à fabriquer par le chirurgien lui-même ou par le premier ouvrier ferblantier venu, avec une matière qu'on peut se procurer partout, d'un prix très-minime, d'un transport aisé et non encombrant, pouvant s'emboîter les uns dans les autres, propres à servir aux membres de droite ou de gauche indifféremment et à toutes les tailles ordinaires d'adultes, d'une application aussi simple que rapide, susceptibles d'être modifiés instantanément par le chirurgien suivant les indications et aptes à les remplir parfaitement. De la ouate ou des étoupes et deux bandes pour le fixer en haut et en bas, peuvent suffire à la rigueur, considération bien importante en campagne, où le linge peut manquer.

Le poids d'un appareil de jambe fait avec du zinc laminé

n° 11 est de 630 grammes et celui de cuisse avec du zinc
n° 12, de 1360 grammes. Or ce zinc coûte au détail 75 cen-
times le kilogramme. Jusqu'ici j'ai fabriqué mes appareils
moi-même ou je les ai fait faire par un infirmier, ancien
ouvrier serrurier. D'après les informations que j'ai prises,
en cas de fourniture un peu considérable, dans le commerce
on pourrait les établir au prix de 1 fr. 10 cent. pour ceux
de la jambe et 1 fr. 80 cent. pour ceux de la cuisse.

Pour toutes ces raisons, je crois ces appareils supérieurs
à tous ceux que j'ai vus décrits ou employés jusqu'à ce jour,
et je pense que leur admission dans le matériel de nos hô-
pitaux et ambulances militaires serait une mesure très-avan-
tageuse.

J'aurais pu compléter ce travail par quelques observations
toutes très-favorable à l'emploi de ces nouveaux appareils.
J'ai encore en ce moment (22 novembre), dans mon service
à l'hôpital du Gros-Caillou, un brigadier de la 6ᵉ compa-
gnie de remonte, âgé de 44 ans, atteint de fracture *très-
oblique* de la cuisse droite, à sa partie moyenne, datant de
six semaines. J'ai levé son appareil, il y a quelques jours,
en présence de M. Gerrier, médecin en chef, de M. Cham-
penois, de mes collègues les médecins traitants et des aides-
majors. Tous ont pu constater, avec moi, que la consolidation était déjà avancée et que le membre, *à peine amaigri*,
ne présentait *aucune* déformation et *absolument aucun*
raccourcissement.

FIN.

Paris.— Imprimerie de J. DUMAINE, rue Christine, 2.

www.ingramcontent.com/pod-product-compliance
Ingram Content Group UK Ltd.
Pitfield, Milton Keynes, MK11 3LW, UK
UKHW020006130726
13694UKWH00005B/2120